Lilo Süllwold

Manual zum Frankfurter Beschwerde-Fragebogen (FBF)

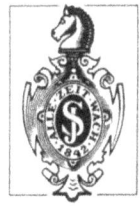

Springer-Verlag Berlin Heidelberg GmbH

Professor Dr. phil. Lilo Süllwold
Klinikum der Johann-Wolfgang-Goethe-Universität
Abt. für Klinische Psychiatrie II
Heinrich-Hoffmann-Straße 10
W-6000 Frankfurt/M. 71, BRD

ISBN 978-3-540-54155-4

Die Deutsche Bibliothek – CIP-Einheitsaufnahme
Süllwold, Lilo:
Manual zum Frankfurter Beschwerde-Fragebogen
– Berlin; Heidelberg; New York; London; Paris; Tokyo;
Hong Kong; Barcelona; Budapest: Springer, 1991
ISBN 978-3-540-54155-4   ISBN 978-3-642-58209-7 (eBook)
DOI 10.1007/978-3-642-58209-7

Dieses Werk ist urheberrechtlich geschützt. Die dadurch begründeten Rechte, insbesondere die der Übersetzung, des Nachdrucks, des Vortrags, der Entnahme von Abbildungen und Tabellen, der Funksendung, der Mikroverfilmung oder der Vervielfältigung auf anderen Wegen und der Speicherung in Datenverarbeitungsanlagen, bleiben, auch bei nur auszugsweiser Verwertung, vorbehalten. Eine Vervielfältigung dieses Werkes oder von Teilen dieses Werkes ist auch im Einzelfall nur in den Grenzen der gesetzlichen Bestimmungen des Urheberrechtsgesetzes der Bundesrepublik Deutschland vom 9. September 1965 in der jeweils geltenden Fassung zulässig. Sie ist grundsätzlich vergütungspflichtig. Zuwiderhandlungen unterliegen den Strafbestimmungen des Urheberrechtsgesetzes.

Springer ist ein Unternehmen von Springer Science+Business Media

springeronline.com

© Springer-Verlag Berlin Heidelberg 1991
Originally published by Springer-Verlag Berlin Heidelberg New York in 1991

Die Wiedergabe von Gebrauchsnamen, Handelsnamen, Warenbezeichnungen usw. in diesem Werk berechtigt auch ohne besondere Kennzeichnung nicht zu der Annahme, daß solche Namen im Sinne der Warenzeichen- und Markenschutz-Gesetzgebung als frei zu betrachten wären und daher von jedermann benutzt werden dürften.

Produkthaftung: Für Angaben über Dosierungsanweisungen und Applikationsformen kann vom Verlag keine Gewähr übernommen werden. Derartige Angaben müssen vom jeweiligen Anwender im Einzelfall anhand anderer Literaturstellen auf ihre Richtigkeit überprüft werden.

Satz: Datenkonvertierung durch Fa. M. Masson-Scheurer, Kirkel, BRD

Einleitung

Der Frankfurter Beschwerde-Fragebogen ist ein spezielles Verfahren für schizophren Erkrankte. Die enthaltenen Beschreibungen von Störphänomenen stammen ursprünglich von sprachflüssigen und reflexiven Patienten selbst. Die Mehrzahl der Betroffenen ist jedoch überfordert, wenn spontane Schilderungen erwartet werden oder eine mehr abstrakte Krankheitseinsicht (Abfragen von Störungen, Erkennen von Symptomen durch den Patienten selbst) verlangt werden. Wiedererkennen hingegen, als stabilste Gedächtnisfunktion, ist auch schwerer Gestörten noch möglich, wenn z.B. Beschreibungen vorgelegt werden, die konkret genug sind. Dies ermöglicht der FBF.

Voraussetzung für eine Verwertung der erhaltenen Aussagen sind Informationen über theoretische Bezüge, statistische Gütekriterien, Anwendungsprinzipien (zur Vermeidung von Fehlinterpretationen) und empirische Ergebnisse. Das vorliegende Manual soll dies kurzgefaßt dem Interessenten zur Verfügung stellen.

Frankfurt, Juni 1991   Lilo Süllwold

Inhaltsverzeichnis

Diagnostische Verwertung 2
Vermeidung von Fehlschlüssen 3
Ordnung der Items nach phänomenalen Gemeinsamkeiten 4
Verlust an Kontrolle (KO) 4
Sensorische Irritationen (WAS) 5
Wahrnehmungsstörungen (WAK) 5
Sprache (SP) 6
Denken (DE) 6
Gedächtnis (GED) 7
Motorik (MO) 7
Automatismenverlust (AU) 7
Anhedonie und Angst (AN) 8
Reizüberflutung (REI) 8
Was mir hilft und meinen Zustand bessert 8
Statistische Daten 9
Interpretation der Faktoren 13
Literatur 14

Das Erleben einer schizophrenen Psychose beschränkt sich nicht auf die psychotischen Symptome im engeren Sinne. Viele Patienten verfügen über eine differenzierte Selbstwahrnehmung von diskreten Störungen, die Folge verändert ablaufender, instabiler psychischer Funktionen (Hirnfunktionen) sind. Solche Beeinträchtigungen, die von den Betroffenen auch außerhalb akuter Krankheitsepisoden unter Anforderungen beobachtet werden, und die man als „Basisstörungen" bezeichnet (Süllwold 1986b; Huber 1981; Süllwold u. Huber 1986), stellen wesentliche Aspekte für Therapie und Rehabilitation dar (Brenner 1986; Süllwold u. Herrlich 1990).

Aus Beschwerdeschilderungen schizophren Erkrankter selbst, die ursprünglich während einer Untersuchung Ersterkrankter gesammelt wurden, ist der Frankfurter Beschwerde-Fragebogen (FBF) entstanden.

Was zunächst eher ein Nebenprodukt war, wurde später von uns aufgegriffen, als durch die Ergebnisse der experimentellen Schizophrenieforschung charakteristische Defizite zu objektivieren waren, die sich durchaus in der subjektiven Erfahrung der Betroffenen wiederfanden. Huber (1981) beschrieb uncharakteristische Symptome der Schizophrenie, die verschiedene Verlaufsabschnitte miteinander verbinden. Dadurch ermutigt, verwerteten wir das zunächst ohne spezielle Intention gesammelte Material und führten weitere systematische Untersuchungen durch (Süllwold 1977).

Die 98 Items der jetzigen Version beziehen sich auf komplexe Störphänomene affektiver und kognitiver Art, die als Indikatoren für „Basisstörungen" zu verstehen sind.

Die Beeinträchtigungen treten anforderungsabhängig auf, fluktuieren auch spontan im Verlauf des Tages und scheinen mit der Akuität der Psychose zuzunehmen (Rotter 1980).

Diese eher diskreten Störungen werden in der psychiatrischen Exploration selten spontan berichtet. Viele Patienten fühlen sich entlastet und verstanden, wenn sie anhand der Items auszudrücken in der Lage sind, was sie bedrängt. Dafür wird keine abstrakte Krankheitseinsicht vorausgesetzt, sondern lediglich ein Wiedererkennen der Störphänomene. Der Patient teilt bilanzierend mit, was für ihn bedeutsam ist.

Der Fragebogen erfaßt – unter quantitativem Aspekt – das subjektive Gewicht der Beeinträchtigungen und bietet eine Ausdrucks- und Kommunikationsmöglichkeit, die vielfach ohne einen solchen Anstoß nicht verfügbar ist.

Der FBF ist deshalb kein differentialdiagnostisches Verfahren im üblichen Sinn, auch kein klassisches Self-Rating, da sich der Patient nicht im Hinblick auf die Schweregradausprägung von Symptomen oder bezüglich seiner Leistungen selbst einschätzt.

Die Anwendung des FBF setzt den Zusammenhang umfassender diagnostischer und/oder therapeutischer Maßnahmen voraus; ausreichende Compliance ist nur dann zu erwarten, wenn der Patient weiß, daß seine Mitteilungen zur Verbesserung des Verständnisses seiner konkreten Schwierigkeiten und für gezielte Hilfen verwendet werden sollen. Die Verleugnung von Störungen ist dann zu erwarten, wenn der Patient Nachteile für sich fürchtet (z.B. Erhöhung der Medikation, Verzögerung der Entlassung etc.). Deshalb sollte die Untersuchung hinsichtlich der Verwertung ihrer Ergebnisse erläutert und von einer Vertrauensperson durchgeführt werden.

Informationen über Art und Ausmaß einzelner Störungen, situative Bedingungen des Auftretens etc. sind durch die Nachexploration zu gewinnen. Diese bietet auch die Gelegenheit, im Fragebogen nicht genannte Störungsvariationen zu berücksichtigen.

Bei der Gestaltung des Fragebogens waren Einschränkungen der Auffassungs- und Verarbeitungsfähigkeit, die charakteristisch für die Erkrankung sind, zu berücksichtigen. So zeigte sich in Voruntersuchungen, daß bestimmte technische Kniffe, wie sie für Fragebogen im Normalbereich angemessen sind, die Verarbeitungsfähigkeit überfordern und so keine relevanten Ergebnisse zu gewinnen waren.

(Die symptomatische Antwort abwechselnd mit „ja" und „nein" beantworten zu lassen, macht doppelte Verneinungen unvermeidbar, die zu Verwirrung und falschen Reaktionen führten. Eingestreute sog. Lügenfragen weckten Mißtrauen, ohne etwas über die Aussagewilligkeit mitzuteilen. Wer Hilfe sucht, ist in der Regel bereit, seine Verfassung zu beschreiben. Eine Antworttendenz im Sinne der „sozialen Erwünschtheit" spielt ebenfalls für die im Subjektiven liegenden Beeinträchtigungen keine Rolle. Wenn Krankheitsverleugnung angestrebt wird, machen die Betroffenen gar keine Angaben u. a. m.).

Die homogene Gestaltung des Fragebogens ermöglicht, auch schwer gestörte Patienten zu untersuchen. Häufig ist deren akustische Auffassungsfähigkeit besser als die optische. In solchen Fällen hat sich das Vorlesen der Items bewährt. Wenn der Patient die Beschreibung nicht verstehen kann, ist anzunehmen, daß dieses Störungsphänomen nicht in bedeutsamem Ausmaß auftritt.

Eine Unterstützung bei der Bearbeitung der Items muß vermeiden, Antworten zu suggerieren. Die beschriebene Störung darf nur erläutert werden. Die meisten schizophren Erkrankten haben jedoch keine Schwierigkeiten bei der Bearbeitung. Sie nehmen sich für die Beantwortung Zeit und lassen erkennen, daß sie jedes Item für sich allein auffassen. (Diese Segmentierung schränkt prinzipiell das Risiko von Antwort-Sets in dieser klinischen Gruppe ein.)

Diagnostische Verwertung

Mit dem FBF wird quantitativ das subjektive Gewicht selbst wahrgenommener defizitärer Hintergrundstörungen erfaßt. Auf welche Weise sie den Betroffenen im Alltag konkret behindern, muß durch weitere Exploration und gelenkte Selbstbeobachtung ermittelt werden. Bei der Wiederaufnahme einer Arbeit ist es beispielsweise notwendig zu wissen, ob der Arbeitsplatz hinsichtlich der auftretenden Störungen eher günstig oder ungünstig ist.

(Ist die optische Wahrnehmung durch Verzerrungen beeinträchtigt, entfällt z. B. eine Tätigkeit am Bildschirm. Sind Beeinträchtigungen der expressiven und rezeptiven Sprache ausgeprägt, sollte die Anforderung an verbale Leistungen reduziert sein oder eine Tätigkeit ohne stark wechselnden Publikumsverkehr gesucht werden. Bei großer Irritierbarkeit durch Nebenstimulation müßte der Arbeitsplatz von Straßenlärm abgeschirmt werden oder die gleichzeitige Bedienung eines Telefons während anderer Arbeitsgänge vermieden werden u. a. m.).

Hinsichtlich der klinischen Diagnostik stehen nicht nur Schwerpunkt und subjektives Ausmaß der Störbarkeit im Vordergrund, sondern das Aufdecken von Beziehungen. Werden soziale Kontakte gemieden, weil die Sprache gestört ist oder weil Wahrnehmungsverzerrungen Fehlinterpretationen, z.B. paranoide Anmutungen, begünstigen? Schlägt ein Patient die Augen nieder, weil die Gegenstände um ihn herum wackeln oder andere sensorische Irritationen auf diese Weise vermieden werden? Verhält sich eine Betroffene weitgehend passiv, weil geordnete Handlungsabläufe nur mit großer konzentrativer Anspannung (unter der Kontrolle höherer Zentren) möglich sind?

Die diagnostische Verwertung gehört daher in den Kontext aller verfügbaren Informationen. Ein Psychoseverdacht kann nur abgeleitet werden, wenn auffällige Verhaltensänderungen mit Beeinträchtigungen des Funktionsniveaus in wichtigen Lebensbereichen zu den subjektiv registrierten Störungen hinzukommen.

Vermeidung von Fehlschlüssen

Der Summenwert ist ein Maß für das subjektive Gewicht der registrierten Störungen; er ist kein Maß für die Schwere der Erkrankung. Es gibt Patienten, die auch bei schwerem Krankheitsverlauf nur wenige Hintergrundstörungen registrieren. (Sensorischen Störungen kommt vermutlich eine besondere pathognomonische Bedeutung zu.) In der Regel geht eine Verschlechterung des Zustandes mit drohender Akuität mit einer Zunahme der Beschwerden einher. Es gibt jedoch auch Fälle, in denen die Kritik abnimmt. Die Zusammenhänge sind demnach nicht einheitlich (Süllwold u. Huber 1986).

Einschätzskalen machen die Hinzunahme der subjektiven Seite nicht entbehrlich. In einer kürzlich erschienenen Studie (Buricius 1989) hatten fünf Beurteiler auf einer Skala für Negativsymptome einen Patienten reliabel als „affektiv verflacht" eingeschätzt. Gleichzeitig von diesem verfaßte literarische Produkte ließen jedoch differenzierte intensive gefühlsmäßige Regungen erkennen. Der Autor kommt zu dem Schluß, daß Einschätzskalen nur die eine Seite der Medaille erfaßten. Offenbar war von dem komplexen Reaktionsmuster „Emotion" der motorische Anteil und damit der Ausdruck gestört, nicht jedoch die erlebte emotionale Erregung.

Wenn Einschätzskalen nicht mit dem FBF korrelieren, ist daraus nur der Schluß zu ziehen, daß Unterschiedliches erfaßt wird. Die Annahme, es handle sich um eine Relation zwischen Fremd- und Selbsteinschätzung, ist ein Fehlschluß. (Dies wäre nur der Fall, wenn der Beurteiler inhaltlich identische Störphänomene einschätzte).

Der Vergleich klinischer Gruppen spielt für die nosologisch orientierte Forschung eine große Rolle. Dabei ist jedoch zu beachten, daß Validität keine generelle Eigenschaft von Verfahren ist. So erfaßt z.B. ein Intelligenztest bei Gesunden die intellektuelle Leistungsfähigkeit, bei Depressiven dagegen eher das Ausmaß von Antriebs- und Denkstörungen.

Mit dem gleichen Verfahren kann in verschiedenen klinischen Gruppen Unterschiedliches erfaßt werden. Wie Helmchen u. Linden (1985) sowie Windgassen (1989) u.a. ausführen, können Items, denen im Hinblick auf ein bestimmtes Krankheitsbild eine spezielle Konnotation zukommt, im Kontext eines anderen Krankheitsbildes etwas völlig anderes bedeuten. Es ist nicht das gleiche, wenn ein physisch Schwerkranker mitteilt, die täglichen Kleinarbeiten gehen nicht mehr wie gewohnt, alles sei mühsam geworden, als wenn dies ein Depressiver oder ein schizophren Erkrankter tut. Im ersten Falle ist die körperliche Schwäche wirksam, der Depressive erlebt eine Antriebshemmung, der schizophren Erkrankte hingegen hat Schwierigkeiten mit geordneten Handlungsabläufen, weil automatisierte Programme zerfallen. (Was früher Routine war, muß mühsam hochkonzentriert ausgeführt werden.)

Aus gleichen Summenwerten in verschiedenen klinischen Gruppen kann nicht geschlossen werden, daß identische Störungen vorhanden sind. Statistische Gütekriterien wurden für die Gruppe schizophren Erkrankter ermittelt und mehrfach geprüft (Rotter 1980; Zehner 1980; Giessen 1981; Schünemann-Wurmthaler 1984; Heim u. Morgner 1984; Christ 1984). Die Ergebnisse belegen übereinstimmend, daß schizophren Erkrankte inhaltlich konsistent antworten. Die Gültigkeit ist auf diese klinische Gruppe beschränkt. Vergleiche mit anderen Populationen erfordern eine strukturierte Exploration. Der Untersucher muß klären, wie das Item jeweils aufgefaßt wurde. Da keine Antwortmöglichkeiten für andere Erkrankungen enthalten sind (dies hätte den Fragebogen erheblich verlängert und damit die schizophren Erkrankten überfordert), ist dies besonders notwendig. Auch Zaworka u. Hand (1980) machten die Erfahrung, daß der Bewertungsspielraum bei der Selbsteinschätzung von Zwangsverhaltensweisen bei gesunden Kontrollen zu groß war und nicht ungeprüft verwertet werden konnte.

Die Anwendbarkeit des FBF bei schizophren Erkrankten ist inzwischen in verschiedenen Sprachen (z.B. Japanisch, Russisch, Italienisch, Spanisch, Französisch und Englisch) belegt.

Ordnung der Items nach phänomenalen Gemeinsamkeiten

Für eine Beschreibung der Störungsschwerpunkte im Einzelfall eignet sich eine Ordnung der Items nach psychologisch plausiblen phänomenalen Gemeinsamkeiten. Für eine solche Auswertung ist unter der Itemnumerierung in Klammer die jeweils zugehörige von insgesamt 10 Kategorien vermerkt.

Verlust an Kontrolle (KO)

Viele Patienten erleben, daß sie „Einbrüchen" und „Entgleisungen" ausgeliefert sind, die wie automatisch erfolgen. Sie verhalten sich anders, als es ihrer Intention im Augenblick entspricht.

Dies kommt z.B. in Item 96 zum Ausdruck: „Ich merke oft, daß ich mich anders verhalte als ich das möchte: ich kann das nicht mehr genügend bestimmen".

Neben einschießenden Reaktionen gehören in diese Kategorie auch Blockierungen, wie sie beispielsweise durch Item 86 erfaßt werden: „Manchmal bin ich kurzfristig wie starr und kann nicht reagieren, obwohl ich es möchte".

Auf Kompensationsversuche, durch willentliche Anspannung der Reaktionsunsicherheit entgegenzusteuern, beziehen sich Items wie: „Auch in ganz alltäglichen Situationen muß ich ständig aufpassen, daß ich mich richtig verhalte" (Item 83).

Einbußen der in dieser Kategorie beschriebenen Art betreffen auch Sprache und Denken. Sie sind eine subjektive Entsprechung der „Nivellierung von Reaktionshierarchien", d. h. die Selektion der jeweils angemessenen Reaktion mißlingt. Dies ist besonders dann der Fall, wenn die Situation unklar ist oder die Stimulation zu vielfältig. Die Betroffenen werden durch plötzliche Blockierungen oder Fehlreaktionen beeinträchtigt. Diese Störungen sind nicht zu verwechseln mit impulsiven Entgleisungen oder Hemmungen aufgrund sozialer Ängste, wie sie bei neurotisch gestörten Patienten vorkommen. Das demgegenüber unmotivierte Auftreten läßt vielmer an ein schwächere Form eines Automatosesyndrom (Huber 1981) denken.

Sensorische Irritationen (WAS)

Die sensorische Erfahrung verändert sich bei vielen Patienten bereits vor Auftreten massiver psychotischer Symptome. Gefühle der Entfremdung des ehemals Vertrauten, Angst und Unheimlichkeit sind häufig die Folge. Dies kommt z.B. in Item 24 zum Ausdruck: „Zeitweilig haben die Farben von vertrauten Dingen verändert ausgesehen."

Dagegen beschreibt Item 27 eine defiziente kategoriale Erfassung und damit eine gestörte höhere Stufe der Informationsverarbeitung: „Was ich vor mir sehe, kommt trotzdem in meinem Kopf nicht richtig an, und ich bleibe unsicher."

Wahrnehmungsstörungen (WAK)

Bei einem Teil schizophren Erkrankter treten fluktuierend komplexere Perzeptionsstörungen auf und beunruhigen. Es kann sich um optische, akustische oder propriozeptive Verzerrungen handeln.

Beispielhaft sei Item 14 zitiert: „Die Gesichter von Menschen haben schon ungewöhnlich und wie verzerrt oder verschoben ausgesehen." Hierbei handelt es sich noch nicht um Sinnestäuschungen im engeren Sinn, aber Störungen einer realitätsgerechten Wahrnehmung, die neben der Beunruhigung vor allem zu Fehlinterpretationen führen können.

In diese Störungskategorie gehört z. B. auch die selbst bemerkte Erschwerung eintreffende Reize aus verschiedenen Sinnesmodalitäten zu integrieren, wie sie in Item 97 angesprochen wird: „Fernsehen kann ich nicht mehr gut, es macht mir Mühe, Bilder und Sprecher gleichzeitig zu verfolgen und die Handlung zu erfassen." Derealisation, paranoide Reaktionen oder scheinbar unerklärliche Verhaltensänderungen (daß z. B. Lesen, Fernsehen, Radiohören plötzlich gemieden werden) können ihre Grundlage in derartigen Wahrnehmungsstörungen haben. (Der Konsum von Rauschdrogen ist bei der Bewertung auszuschließen.)

Sprache (SP)

Kommunikationsstörungen, die der Umgebung auffallen, Fehlinterpretationen sozialer Situationen oder Verwirrung und Angst in Anwesenheit anderer Menschen, haben nicht selten ihre Grundlage in Beeinträchtigungen der expressiven und rezeptiven Sprache. Das verfügbare Wortrepertoire ist verringert, Nebenassoziationen dringen in den Sprechablauf ein und machen die Sprache, die Bezugnahme auf einen Gesprächspartner, verschwommen, ungenau und unangemessen.

Zu den Beeinträchtigungen der Sprachorganisation kommen die des Sprachverstehens. Wird zu schnell und zu lange mit dem Betroffenen gesprochen, vermag dieser nicht kontinuierlich genug den Bedeutungsgehalt zu erfassen. Da er die Verlangsamung der Informationsaufnahme nicht erklären kann, ständig Verständnislücken erlebt, meidet der Patient oftmals soziale Kontakte, die auch dadurch erschwert sein können, daß Nebengeräusche nicht ausgeblendet werden können. Eine solche Störung der selektiven Aufmerksamkeit führt dazu, daß zeitweise nur sinnloser Lärm gehört wird. Auch das Entschlüsseln längerer Texte ist mühsam geworden, viele schizophren Erkrankte stellen daher das Lesen ein.

Beispielhaft für die Störungen dieser Unterkategorie sind folgende Beschwerdeschilderungen: „Mit dem Sprechen klappt es nicht mehr so gut, die Worte kommen mir nicht schnell genug in den Sinn" (Item 66); „Ich lese ungern, weil es mir solche Mühe macht, die Bedeutung richtig zu erfassen" (Item 90); „Ich ziehe mich vor Menschen zurück, weil ich solche Schwierigkeiten habe, Gesprächen zu folgen" (Item 93). Das letztgenannte Item beschreibt eine häufige Vermeidungsreaktion, die im Kontext solcher Spracheinbußen zu sehen ist. (Sie ist zu unterscheiden von intellektuellen Schwierigkeiten, die nichts mit den genannten Störungen zu tun haben.)

Denken (DE)

Einbußen der geistigen Leistungsfähigkeit und geklagte Konzentrationsschwäche können auf beginnende, diskrete Denkstörungen zurückzuführen sein, wobei die Beeinträchtigungen zunächst noch im Subjektiven bleiben.

Beschwerden wie: „Beim Denken lenken mich oftmals unpassende Einfälle ab" (Item 13) oder „Es kommt mir vor, als ob ich meine Gedanken nicht mehr auf etwas ganz Bestimmtes konzentrieren kann" (Item 39), beschreiben das zunehmend unkontrollierbare Laufen der Gedanken und Vorstellungen.

Blockierungen beschreibt beispielhaft Item 43: „Zeitweilig ist mein Gehirn wie leergefegt".

Eine kompensatorische Bemühung drückt Item 35 aus: „Es kostet mich ständig Anstrengung, die Gedanken zu ordnen".

Gedächtnis (GED)

In der experimentellen Schizophrenieforschung wird die zentrale Bedeutung gestörter Gedächtnisfunktionen für das Verständnis der Schizophrenie immer deutlicher. Die Patienten bemerken Beeinträchtigungen in diesem Bereich durchaus selbst. „In meinem Gedächtnis sind neuerdings große Lücken, vieles von dem was ich wußte, ist einfach verschwunden" (Item 8).

Die selbstregistrierten Einbußen betreffen darüber hinaus das kurzfristige Behalten und vermutlich auch das sensorische „Augenblicksgedächtnis". „Wenn ich längere Texte lese, ist meist der Anfang weg und ich erfasse den Zusammenhang nicht" (Item 37). „Öfter weiß ich nicht, was soeben um mich herum vorgegangen ist" (Item 60).

Eine gestörte Aktualisierung von Gedächtnisinhalten beschreibt beispielhaft Item 52: „Wenn ich mich an etwas Bestimmtes erinnern will, gelingt das nicht, weil mir ganz anderes einfällt." Item 91 weist auf eine defiziente Revisualisation hin: „Ich kann mir die Gesichter vertrauter Personen nicht mehr richtig vorstellen."

Motorik (MO)

Auch Patienten ohne neuroleptische Medikation nehmen Erschwerungen psychomotorischer Abläufe wahr. Sie lassen sich zumTeil auf beeinträchtigte propriozeptive Rückmeldungen, also ein Wahrnehmungsdefizit, zurückführen (Süllwold 1977). Dem entsprechen Items wie: „Mitunter spüre ich bei Bewegungen meine Glieder nicht richtig" (Item 9); „Beim Gehen wird mir oftmals jeder einzelne Schritt bewußt" (Item 11).

Eine nicht ausreichende Steuerbarkeit des mimischen Ausdrucks beschreibt Item 59: „Mein Gesichtsausdruck gerät oft anders, als ich es gerade will."

Blockierungen oder nicht steuerbare Bewegungsimpulse wechseln scheinbar regellos ab. (Deren Uneinheitlichkeit und das nur kurzfristige Auftreten unterscheidet die psychomotorische Beeinträchtigung von Neuroleptika-Nebenwirkungen am ehesten.)

Automatismenverlust (AU)

Automatisierte Fertigkeiten sind für die Anpassung notwendig. Ohne Routineabläufe mit geringer Aufmerksamkeitszuwendung wären wir nicht in der Lage, den alltäglichen Anforderungen gerecht zu werden. Aufmerksamkeits- oder Gedächtnisstörungen sind wesentlich daran beteiligt, daß bei schizophren Erkrankten diese normalerweise gefestigten „Programme" nicht mehr oder nur unvollständig vorhanden sind. Alles muß erst Schritt für Schritt überlegt werden. Es bedarf intensiver Konzentration, sich geordnet zu verhalten, wie dies in Item 6 zum Ausdruck kommt: „Die täglichen Kleinarbeiten gehen nicht mehr wie gewohnt, ich muß mir jeden einzelnen Schritt erst überlegen".

Einschränkungen der Aktivität sind häufig eine Störungsfolge, da Handlungsabläufe sehr viel mehr Zeit beanspruchen, da sie langsamer ablaufen und größere Kraftanstrengungen erfordern. Von der depressiven Antriebshemmung unterscheidet sich der Automatismenverlust durch die „psychomotorische Konfusion". Es geht alles durcheinander, die Handlungsketten müssen durch zahlreiche Wiederholungen, Kontrollen oder Mitsprechen und einen hohen Aufwand an Konzentration geordnet werden.

Es ist nicht selten, daß Patienten verwahrlosen, weil sie aufgrund solcher Störungen mit der Selbstversorgung nicht zurechtkommen. Auch das oft beschriebene „Trödeln", z.B. bei der Morgentoilette, geht oftmals auf einen Automatismenverlust zurück.

Anhedonie und Angst (AN)

Der schizophren Erkrankte erlebt seine Emotionen oft als entdifferenziert. Erregung, die eine bestimmte Itensitätsschwelle überschreitet, wird immer als unangenehm erlebt: „Wenn ich mich aufrege, weiß ich oft nicht, ob ich Freude oder Zorn fühle" (Item 87).

Es gibt keine eindeutige Freude mehr, wie dies in Item 16 zum Ausdruck kommt: „Ich kann mich nicht mehr richtig freuen". Ängste entstehen u. a. durch das Bemerken von Beeinträchtigungen: „Ich habe Angst, daß mein Denkvermögen immer mehr abnimmt" (Item 1).

Reizüberflutung (REI)

Viele auffällige Verhaltensänderungen schizophren Erkrankter, scheinbar bizarre Gewohnheiten, können als Strategien verstanden werden, der ständigen Überflutung von Außenreizen oder internen Stimuli zu entgehen. Die beiden folgenden Items beschreiben dies allgemein: „Ich kann mich nicht mehr genügend abschirmen, alles wirkt viel zu stark auf mich" (Item 89); „Ich bin viel zu wach, alles was vorgeht beachte ich, auch wenn ich das gar nicht möchte" (Item 58).

Wie Überstimulation erlebt wird, leitet zu Bewältigungsreaktionen über, die der einzelne zur Milderung der Störungen bevorzugt:

Was mir hilft und meinen Zustand bessert

Unter dieser Rubrik wird zu Äußerungen angeregt, die möglichst durch Exploration weiter vertieft werden sollten. Die Rangreihe der Nennungen nach prozentualen Häufigkeiten ergab in unserer Stichprobe (1985, n = 229) folgende Verteilung (Tabelle 1):

Tabelle 1. Grundhäufigkeiten von Bewältigungsreaktionen

Bewältigungsreaktionen	Ja-Antworten
Wenn ich Unruhe um mich herum meide	65,9%
Wenn ich mich auf wenige Aktivitäten konzentriere und alles andere weglasse	58,5%
Wenn ich langsam arbeite	52,0%
Wenn ich Gefühlsregungen vermeide	41,5%
Wenn ich mich viel zurückziehe	34,1%
Wenn ich mich viel in den gleichen Räumen aufhalte	33,2%
Wenn ich mich ruhig verhalte und wenig bewege	30,6%
Wenn ich wenig spreche	27,1%

Korrelation der Summe der Bewältigungsreaktionen mit dem Summenwert des FBF = 0.41

Wie sich in verschiedenen anderen Stichproben zeigte (Föhr 1980; Giessen 1981; Brenner et al. 1985; Christ 1984) korrelieren Rückzugsreaktionen bzw. aufgegebene Tätigkeiten und Interessen mit dem Ausmaß der selbst registrierten Störungen. Die Vermeidungsreaktionen sind als kompensatorische Reaktionen zu betrachten.

Statistische Daten

(Vollständig in Süllwold u. Huber 1986, S. 19ff.)

Die Prüfung der *Zuverlässigkeit* mit den gebräuchlichen Reliabilitätsmaßen erbrachten sehr zufriedenstellende Werte, wie Tabelle 2 zu entnehmen ist. Der Fragebogen ist damit im statistischen Sinne zuverlässig. Es wird damit belegt, daß schizophrene Patienten verläßlich geantwortet haben. Die Reliabilitätswerte entsprechen weitgehend denen aus anderen Untersuchungen (Süllwold 1977; Schünemann-Wurmthaler 1984).

Die Itemanalyse ergab Schwierigkeitsindices, die überwiegend – wie allgemein gefordert – zwischen 0.20 und 0.80 liegen (Tabelle 3). Schwierigkeit ist in diesem Zusammenhang als Vorhandensein einer Beschwerde bzw. Störung definiert. Die wenigen Items, die außerhalb dieser Grenzen liegen, betreffen meist „sensorische Störungen". Items, die solche eher seltenen Beeinträchtigungen erfassen, wurden nicht

Tabelle 2. Reliabilitätswerte, Mittelwert und Standardabweichung

Cronbach Alpha	.9683
Spearman-Brown	.9776
Flanagan	.9770
Kristof	.9772
Mittelwert	33,78
Standardabweichung	22,35

Tabelle 3. Ergebnisse der Item-Analyse; Item-Ordnung nach phänomenalen Gemeinsamkeiten

Item-Nr.	Häufigkeit der Ja-Antworten	Schwierigkeit	Trennschärfe
Verlust der Kontrolle			
7	47,6%	0,48	0,48
22	29,3%	0,29	0,54
33	26,6%	0,27	0,36
74	50,2%	0,50	0,50
83	41,0%	0,41	0,58
85	31,0%	0,31	0,50
86	33,6%	0,34	0,50
96	38,0%	0,38	0,64
Wahrnehmung			
19	19,7%	0,20	0,49
24	19,7%	0,20	0,41
25	24,5%	0,25	0,53
29	11,4%	0,11	0,49
45	20,5%	0,21	0,49
47	33,2%	0,33	0,45
63	13,9%	0,14	0,32
67	25,8%	0,26	0,46
84	21,8%	0,22	0,47
92	31,0%	0,31	0,38
Wahrnehmung komplex			
14	24,9%	0,25	0,41
23	12,7%	0,13	0,42
26	30,1%	0,30	0,39
27	38,9%	0,39	0,51
30	28,0%	0,28	0,33
50	14,4%	0,14	0,50
51	9,2%	0,09	0,43
76	24,5%	0,25	0,42
79	13,5%	0,14	0,37
97	30,1%	0,30	0,31
Sprache			
31	39,3%	0,39	0,51
40	31,9%	0,32	0,35
42	36,7%	0,37	0,45
66	41,5%	0,42	0,57
69	43,7%	0,44	0,61
71	31,4%	0,31	0,60
82	46,3%	0,46	0,48
90	37,6%	0,38	0,40
93	27,1%	0,27	0,50
94	30,1%	0,30	0,57

Tabelle 1. Grundhäufigkeiten von Bewältigungsreaktionen

Bewältigungsreaktionen	Ja-Antworten
Wenn ich Unruhe um mich herum meide	65,9%
Wenn ich mich auf wenige Aktivitäten konzentriere und alles andere weglasse	58,5%
Wenn ich langsam arbeite	52,0%
Wenn ich Gefühlsregungen vermeide	41,5%
Wenn ich mich viel zurückziehe	34,1%
Wenn ich mich viel in den gleichen Räumen aufhalte	33,2%
Wenn ich mich ruhig verhalte und wenig bewege	30,6%
Wenn ich wenig spreche	27,1%

Korrelation der Summe der Bewältigungsreaktionen mit dem Summenwert des FBF = 0.41

Wie sich in verschiedenen anderen Stichproben zeigte (Föhr 1980; Giessen 1981; Brenner et al. 1985; Christ 1984) korrelieren Rückzugsreaktionen bzw. aufgegebene Tätigkeiten und Interessen mit dem Ausmaß der selbst registrierten Störungen. Die Vermeidungsreaktionen sind als kompensatorische Reaktionen zu betrachten.

Statistische Daten

(Vollständig in Süllwold u. Huber 1986, S. 19ff.)

Die Prüfung der *Zuverlässigkeit* mit den gebräuchlichen Reliabilitätsmaßen erbrachten sehr zufriedenstellende Werte, wie Tabelle 2 zu entnehmen ist. Der Fragebogen ist damit im statistischen Sinne zuverlässig. Es wird damit belegt, daß schizophrene Patienten verläßlich geantwortet haben. Die Reliabilitätswerte entsprechen weitgehend denen aus anderen Untersuchungen (Süllwold 1977; Schünemann-Wurmthaler 1984).

Die Itemanalyse ergab Schwierigkeitsindices, die überwiegend – wie allgemein gefordert – zwischen 0.20 und 0.80 liegen (Tabelle 3). Schwierigkeit ist in diesem Zusammenhang als Vorhandensein einer Beschwerde bzw. Störung definiert. Die wenigen Items, die außerhalb dieser Grenzen liegen, betreffen meist „sensorische Störungen". Items, die solche eher seltenen Beeinträchtigungen erfassen, wurden nicht

Tabelle 2. Reliabilitätswerte, Mittelwert und Standardabweichung

Cronbach Alpha	.9683
Spearman-Brown	.9776
Flanagan	.9770
Kristof	.9772
Mittelwert	33,78
Standardabweichung	22,35

Tabelle 3. Ergebnisse der Item-Analyse; Item-Ordnung nach phänomenalen Gemeinsamkeiten

Item-Nr.	Häufigkeit der Ja-Antworten	Schwierigkeit	Trennschärfe
Verlust der Kontrolle			
7	47,6%	0,48	0,48
22	29,3%	0,29	0,54
33	26,6%	0,27	0,36
74	50,2%	0,50	0,50
83	41,0%	0,41	0,58
85	31,0%	0,31	0,50
86	33,6%	0,34	0,50
96	38,0%	0,38	0,64
Wahrnehmung			
19	19,7%	0,20	0,49
24	19,7%	0,20	0,41
25	24,5%	0,25	0,53
29	11,4%	0,11	0,49
45	20,5%	0,21	0,49
47	33,2%	0,33	0,45
63	13,9%	0,14	0,32
67	25,8%	0,26	0,46
84	21,8%	0,22	0,47
92	31,0%	0,31	0,38
Wahrnehmung komplex			
14	24,9%	0,25	0,41
23	12,7%	0,13	0,42
26	30,1%	0,30	0,39
27	38,9%	0,39	0,51
30	28,0%	0,28	0,33
50	14,4%	0,14	0,50
51	9,2%	0,09	0,43
76	24,5%	0,25	0,42
79	13,5%	0,14	0,37
97	30,1%	0,30	0,31
Sprache			
31	39,3%	0,39	0,51
40	31,9%	0,32	0,35
42	36,7%	0,37	0,45
66	41,5%	0,42	0,57
69	43,7%	0,44	0,61
71	31,4%	0,31	0,60
82	46,3%	0,46	0,48
90	37,6%	0,38	0,40
93	27,1%	0,27	0,50
94	30,1%	0,30	0,57

Tabelle 3 (Fortsetzung)

Denken

2	46,7%	0,47	0,52
4	42,8%	0,43	0,42
12	48,5%	0,49	0,48
13	42,8%	0,43	0,52
35	45,4%	0,45	0,67
36	41,0%	0,41	0,61
39	39,3%	0,39	0,61
43	41,1%	0,41	0,49
54	34,9%	0,35	0,46
70	39,7%	0,40	0,60

Gedächtnis

8	45,9%	0,46	0,49
37	51,5%	0,52	0,42
52	42,8%	0,43	0,66
60	37,1%	0,37	0,58
62	34,1%	0,34	0,41
68	27,9%	0,28	0,57
73	36,7%	0,37	0,59
78	41,5%	0,42	0,55
88	26,6%	0,27	0,44
91	21,4%	0,21	0,48

Motorik

5	43,2%	0,43	0,42
9	21,4%	0,21	0,43
11	40,6%	0,41	0,42
18	22,3%	0,22	0,35
20	15,3%	0,15	0,50
24	21,8%	0,22	0,48
44	27,1%	0,27	0,38
59	33,2%	0,33	0,40
64	19,2%	0,19	0,42
81	17,9%	0,18	0,48

Automatismenverlust

6	48,0%	0,48	0,57
17	45,0%	0,45	0,55
38	41,9%	0,42	0,55
46	28,8%	0,29	0,53
48	31,0%	0,31	0,46
56	48,5%	0,49	0,44
57	78,2%	0,78	0,19
75	55,9%	0,56	0,54
77	31,4%	0,31	0,54
95	35,8%	0,36	0,50

Fortsetzung nächste Seite

Tabelle 3 (Fortsetzung)

Anhedonie und Angst

1	45,9%	0,46	0,51
15	57,6%	0,58	0,32
16	56,3%	0,56	0,45
28	31,9%	0,32	0,31
41	53,3%	0,53	0,27
49	24,9%	0,25	0,44
55	39,3%	0,39	0,51
72	22,3%	0,22	0,43
87	21,0%	0,21	0,22
98	41,0%	0,41	0,47

Reizüberflutung

3	34,1%	0,34	0,36
10	40,2%	0,40	0,52
21	19,7%	0,20	0,49
32	21,8%	0,22	0,42
53	35,8%	0,36	0,52
58	41,9%	0,42	0,40
61	47,2%	0,47	0,56
65	42,8%	0,43	0,45
80	52,0%	0,52	0,59
89	45,0%	0,45	0,52

aus dem Fragebogen herausgenommen, da sie Zusammenhänge mit anderen klinischen Daten aufweisen können, die für das Krankheitsbild wichtig sind (Schünemann-Wurmthaler 1984).

Die Trennschärfenindices liegen überwiegend im mittleren Bereich, d. h. die meisten Items korrelieren zwischen 0,40 und 0,60 mit dem FBF-Summenwert (Tabelle 3). Einzelitems, die nicht in diesen Bereich fallen, blieben trotzdem im Fragebogen, weil sie im Einzelfall wichtige Aspekte konkreter Behinderungen erfassen. Wir haben uns auch hierbei für das Prinzip größtmöglichen Informationsgewinnes entschieden.

Die im folgenden dargestellte *faktorielle Struktur* (Tabelle 4) des FBF gibt funktionale Beziehungen der Items wieder, die Schwerpunkte der Selbstwahrnehmung darstellen. Diese funktionalen Einheiten sind demnach keine identifizierten Basisstörungen, sondern – ebenso wie die Einzelphänomene – Indikatoren für das Wirksamwerden basaler Störungen.

Mit Hilfe einer Faktorenanalyse (Lienert 1969; Überla 1971) nach der Hauptachsenmethode (Varimax-Rotation) ergaben sich 4 interpretierbare Faktoren, die einen Gesamtvarianzanteil von 72% aufklären. Die Interpretation der faktoriellen Dimension stützt sich auf Items mit einer Faktorenladung von mindestens 0,30. Damit haben sich die Ergebnisse der von Schünemann-Wurmthaler (1984) durchgeführten Faktorenanalyse bestätigt.

Tabelle 4. Ordnung der Items nach ihrer faktoriellen Struktur, jeweilige Faktorenladungen in Klammer

Faktor 1 „Störung automatisierter Abläufe":

94 (.66), 68 (.62), 69 (.59), 73 (.55),
71 (.55), 60 (.55), 70 (.48), 66 (.47), 91 (.46), 35 (.45),
36 (.45), 48 (.45), 52 (.43), 88 (.43), 95 (.43), 85 (.42),
54 (.41), 33 (.39), 96 (.39), 89 (.36), 42 (.36), 63 (.31),

Faktor 2 „Wahrnehmungsstörungen":

45 (.62), 14 (.60), 19 (.56), 29 (.55),
25 (.54), 76 (.53), 81 (.53), 51 (.52), 23 (.51), 24 (.50),
50 (.50), 20 (.50), 32 (.49), 61 (.45), 47 (.44), 21 (.43),
84 (.42), 18 (.42), 34 (.41), 64 (.40), 59 (.40), 87 (.40),
79 (.38), 92 (.37), 30 (.36), 9 (.35), 11 (.35), 5 (.34),
3 (.34), 40 (.30)

Faktor 3 „Depressivität":

16 (.62), 17 (.60), 1 (.56), 8 (.53),
55 (.53), 6 (.51), 97 (.51), 98 (.49), 27 (.47), 75 (.47),
77 (.47), 49 (.46), 26 (.45), 39 (.45), 15 (.45), 78 (.45),
82 (.45), 22 (.43), 43 (.41), 72 (.41), 37 (.40), 90 (.40),
31 (.37), 93 (.37), 28 (.35), 38 (.35), 57 (.30)

Faktor 4 „Overinclusion":

61 (.60), 10 (.58), 53 (.50), 2 (.50),
4 (.49), 13 (.49), 12 (.48), 62 (.44), 80 (.44), 56 (.40),
83 (.39), 7 (.38), 46 (.38), 65 (.38), 58 (.34), 44 (.33),
86 (.33), 74 (.30)

In der Beschreibung der Faktoren werden übergreifende Dimensionen der Gesamtstörung plausibel, die inhaltliche Beziehungen zu Ergebnissen der experimentellen Schizophrenieforschung erkennen lassen.

Interpretation der Faktoren

Faktor 1:

Dieser (varianzstärkste und größte) Faktor beinhaltet einen Verlust automatisierter Fertigkeiten, der sich nicht nur auf psychomotorische Abläufe, sondern auf Sprache und Denken in gleicher Weise bezieht. Mentale und psychomotorische Prozesse sind durch Verlangsamung, Blockierungen, Ablenkungen und unkontrollierbare Fehlreaktionen erschwert.

Faktor 2:

Mehr komplexe und mehr einfache (sensorische) Störungen der Wahrnehmung sind in dieser Dimension zu finden. (In anderen Studien mit einer Kurzfassung des FBF erwies sich ebenfalls die Eigenständigkeit dieses Faktors.)

Faktor 3:

Der Depressivitätsfaktor enthält neben einer pervasiven Unlust die bereits beschriebene Entdifferenzierung emotionaler Reaktionen.

Faktor 4:

Von der experimentellen Schizophrenieforschung wurde der Begriff „overinclusion" geprägt. Von der subjektiven Seite aus beinhaltet der von uns extrahierte Faktor die Erfahrung einer nicht zu bewältigenden Reizfülle interner (Gedanken) und externer Modalität, die ein Gefühl des Kontrollverlustes entstehen läßt.

Für die Auswertung gilt das bereits Gesagte. Wenn das subjektive Gewicht der Störungen hoch ist und viele der beschriebenen Störungen registriert werden, kann angenommen werden, daß diese häufiger auftreten und deshalb dem Betroffenen bewußt werden. Dies ist jedoch ein indirekter Schluß auf die objektive Quantität, die nicht direkt erfaßt werden kann.

Danksagung: Ich danke Frau Dr. Jutta Herrlich für die kritische Durchsicht des Manuskriptes.

Literatur

Brenner HD (1986) Zur Bedeutung von Basisstörungen für Behandlung und Rehabilitation. In: Böker W, Brenner HD (Hrsg) Bewältigung der Schizophrenie. Huber, Bern Stuttgart Toronto, S 142–157

Brenner HD, Böker W, Andres K, Stramke WG (1985) Efforts at compensation with regard to basic disorders among schizophrenics. In: Laaser U, Semault R, Viefhues H (eds) Primary health care in the making. Springer, Berlin Heidelberg New York Tokyo

Buricius JK (1989) Negative Symptoms and Emotions in Schizophrenia. Schiz Bull 15:201–208

Christ W (1984) Multimodale Diagnostik schizophrener Störungen. Dissertation Universität Frankfurt/M

Föhr R (1980) Verhaltensänderungen (Rückzugsreaktionen) bei schizophrenen Psychosen im Verlaufe der Erkrankung. Jahresarbeit, Institut für Psychologie der Universität Frankfurt/M

Giessen T (1981) Beziehungen zwischen Basisstörungen und charakteristischen Schizophrenie-Symptomen. Dissertation, Universität Frankfurt/M

Heim M, Morgner J (1984) Befindlichkeitsänderungen und Therapieeffizienz Schizophrener unter differentieller neuroleptischer Therapie. Dissertation, Akademie für Ärztliche Fortbildung der DDR

Helmchen H, Linden M (1985) Die Differenzierung von Angst und Depression. In: Helmchen H, Linden M (Hrsg) Die Differenzierung von Angst und Depression. Springer, Berlin Heidelberg New York Tokyo

Huber G (1981) Psychiatrie (3. Aufl.). Systematischer Lehrtext für Studenten und Ärzte. Schattauer, Stuttgart New York

Lienert G (1969) Testaufbau und Testanalyse. Beltz, Weinheim Basel

Rotter R (1980) Untersuchung zum Frankfurter Beschwerde-Fragebogen mit Patienten aus dem schizophrenen Formenkreis. Jahresarbeit am Psychologischen Institut der Universität Frankfurt/M

Schünemann-Wurmthaler S (1984) Subjektive Basisstörungen der Schizophrenie. Europäische Hochschulschriften. Lang, Frankfurt Bern New York

Süllwold L (1977) Symptome schizophrener Erkrankungen. Uncharakteristische Basisstörungen. Springer, Berlin Heidelberg New York

Süllwold L (1986a) Schizophrenie. Kohlhammer, Stuttgart Berlin Köln Mainz

Süllwold L (1986b) Basisstörungen: Instabilität von Hirnfunktionen. In: Böker W, Brenner HD (Hrsg) Bewältigung der Schizophrenie. Huber, Bern Stuttgart Toronto, S 42–46

Süllwold L, Herrlich J (1990) Psychologische Behandlung schizophren Erkrankter. Kohlhammer, Stuttgart Berlin Köln

Süllwold L, Huber G (1986) Schizophrene Basisstörungen. Springer, Berlin Heidelberg New York Tokyo

Überla K (1971) Faktorenanalyse. Springer, Berlin Heidelberg New York

Windgassen K (1989) Schizophreniebehandlung aus der Sicht des Patienten. Untersuchungen des Behandlungsverlaufes und der neuroleptischen Therapie unter pathischem Aspekt. Monographien aus dem Gesamtgebiete der Psychiatrie, Bd. 58. Springer, Berlin Heidelberg New York Tokyo

Zaworka W, Hand I (1980) Phänomenologie der Zwangssymptomatik. Arch Psychiat Nervenkr 228:257–273

Zehner J (1980) Subjektive Basisstörungen schizophren Erkankter. Dissertation, Universität Frankfurt/M

GPSR Compliance

The European Union's (EU) General Product Safety Regulation (GPSR) is a set of rules that requires consumer products to be safe and our obligations to ensure this.

If you have any concerns about our products, you can contact us on

ProductSafety@springernature.com

In case Publisher is established outside the EU, the EU authorized representative is:

Springer Nature Customer Service Center GmbH
Europaplatz 3
69115 Heidelberg, Germany

www.ingramcontent.com/pod-product-compliance
Ingram Content Group UK Ltd.
Pitfield, Milton Keynes, MK11 3LW, UK
UKHW051252180426

11947UKWH00020B/1672